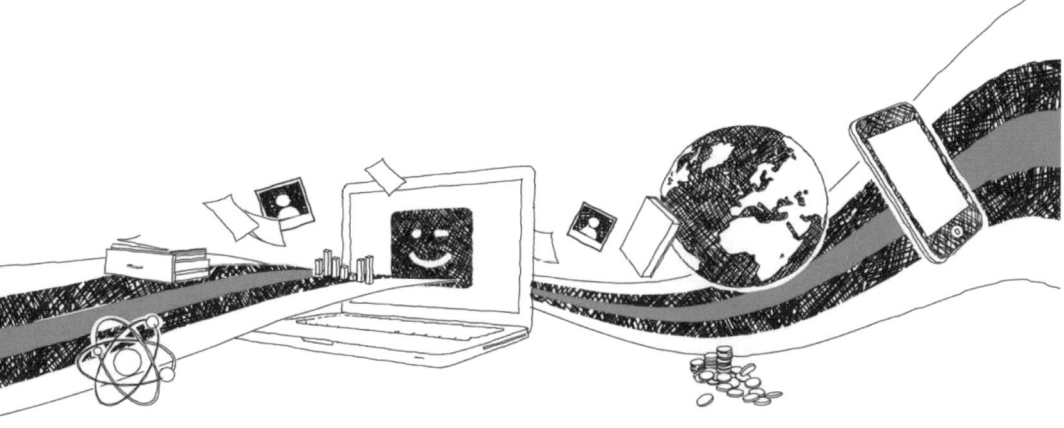
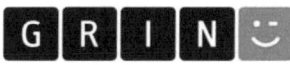

Beratungsgespräche bei chronischen Erkrankungen. Das Transtheoretische Modell

Norman Heim

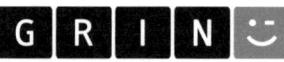

Bibliografische Information der Deutschen Nationalbibliothek:

Die Deutsche Nationalbibliothek verzeichnet diese Publikation in der Deutschen Nationalbibliografie; detaillierte bibliografische Daten sind im Internet über http://dnb.d-nb.de abrufbar.

ISBN: 9783346677167
Dieses Buch ist auch als E-Book erhältlich.

© GRIN Publishing GmbH
Nymphenburger Straße 86
80636 München

Druck und Bindung: Books on Demand GmbH, Norderstedt Germany
Gedruckt auf säurefreiem Papier aus verantwortungsvollen Quellen

Das vorliegende Werk wurde sorgfältig erarbeitet. Dennoch übernehmen Autoren und Verlag für die Richtigkeit von Angaben, Hinweisen, Links und Ratschlägen sowie eventuelle Druckfehler keine Haftung.

Das Buch bei GRIN: https://www.grin.com/document/1242940

Deutsche Hochschule für

Prävention und Gesundheitsmanagement

Hermann Neuberger Sportschule 3

66123 Saarbrücken

Einsendeaufgabe

Fachmodul:	Psychologie des Gesundheitsverhaltens
Studiengang:	Gesundheitsmanagement
Datum **Präsenzphase**:	2.3.20 – 4.3.20

Name, Vorname:	Heim, Norman
Studienort:	**Düsseldorf**
Semester:	**WS19**

Inhaltsverzeichnis

1 Selbstwirksamkeitserwartung

1.1 Definition

Selbstwirksamkeit beschreibt die subjektive Gewissheit einer Person, neue oder schwierige Situationen durch eigene Kompetenzen bewältigen zu können. Oft wird die Selbstwirksamkeit gegen das Konzept der erlernten Hilflosigkeit, also die Erwartung hilf- und kontrolllos zu sein und keinen Einfluss auf gewisse Lebensumstände zu haben, gestellt (Barysch, 2015).

1.2 Messung der spezifischen Selbstwirksamkeitserwartung zu dem Thema „gesunde Ernährung"

Folgend sehen Sie eine Darstellung, die die Befragung von fünf Personen zu dem Thema „gesunde Ernährung" auswertet, um die spezifische Selbstwirksamkeitserwartung zu erfassen und analysieren-

1.2.1 Stichprobe

Es folgt eine Tabelle der befragten Personen:

Tabelle 1: Testpersonenbeschreibung

	Geschlecht	Alter	Beruf	Sportliche Aktivität
1.Person	Weiblich	27	Physiotherapeutin	Hoch
2.Person	Männlich	38	Lehrer	Eher niedrig
3.Person	Weiblich	44	Bürokauffrau	Gar keine
4.Person	Männlich	56	Handwerker	Eher niedrig
5.Person	Weiblich	30	Polizistin	Sehr hoch

1.2.2 Messinstrument und Auswertung

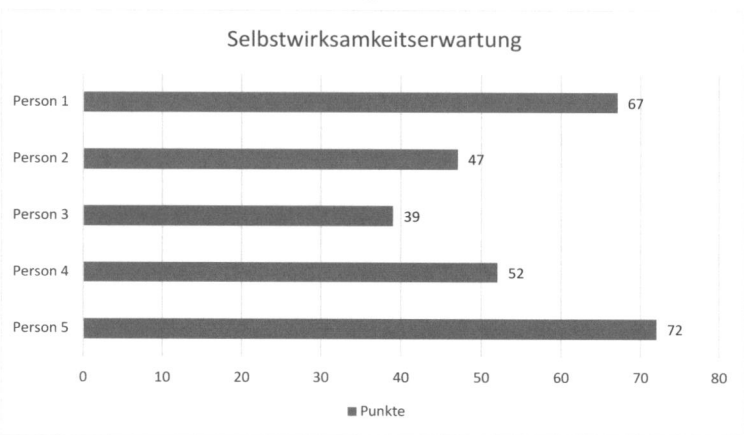

Abbildung 1: Punkteverteilung der Testpersonen

Um die oben genannten Werte zu erfassen wurde ein Fragebogen mit 13 Fragen verwendet. Die Fragen konnten mit fünf verschiedenen Antworten beantwortet werden(„gar nicht zutreffend", „kaum zutreffend", „mittelmäßig zutreffend", „eher zutreffend", „voll zutreffend"). Bei der Auswertung wurden je nach Antwort Punkte verteilt (maximal 100) und je mehr Punkte man hatte, umso besser ist auch die Selbstwirksamkeitserwartung ausgefallen. Die Spanne der Ergebnisse reicht von 39 (Person 3) bis zu 72 Punkten (Person 5). Es fällt auf, dass Person 1 und 5 vom Score her gesehen ziemlich nah beieinander sind, was vermuten lässt, dass eine hohe sportliche Aktivität auch zu einem höheren Score beitragen kann. Andererseits kann auch das noch ziemlich junge Alter (27 und 30 Jahre) der beiden Person zu diesem Score beitragen. Ein weiterer Faktor für einen solchen hohen Score ist die Berufswahl, da sowohl Physiotherapeutin als auch Polizistin sehr aktive und Bewegungsintensive Berufe sind.

In der nachfolgenden Darstellung ist die Zusammenfassung der vergebenen Punkte für die einzelnen Personen anhand eines Balkendiagramms zu sehen.

1.3 Vergleich von zwei Studien zu dem Thema Selbstwirksamkeitserwartung

In der nachfolgenden Tabelle sind die beiden angegebenen Studien zum Thema Selbst-wirksamkeit gegenübergestellt. Auf einer einen Seite ist die Studie „Der Einfluss von Ergebnis- und Selbstwirksamkeitserwartungen auf die Ergebnisse einer Rehabilitation nach Hüftgelenkersatz" (Dohnke, Müller-Fahrnow, & Knäuper, 2006) und auf der ande-ren Seite „Selbstwirksamkeitserwartungen und Therapieerfolge bei Patienten mit anhal-tender somatoformer Schmerzstörung" (Schneider & Rief, 2007). Anschließend an die Tabelle finden Sie einen schriftlichen Vergleich der beiden Studien.

Tabelle 2: Vergleich von zwei Studien zum Thema Selbstwirksamkeitserwartung

	Dohnke et al. (2006)	Schneider & Rief (2007)
Fragestellung(en)	Bei besserer körperlicher Ge-sundheit und höherem emotiona-lem Wohlbefinden, liegen da hö-here Selbstwirksamkeitserwar-tung, sowie eine positivere Er-gebniserwartung vor als bei Per-sonen mit schlechterer körperli-cher Gesundheit?	Erhöht sich die Selbstwirksam-keitserwartung von Patienten mit somatoformer Schmerzstörung in Abhängigkeit der Abnahme der schmerzbedingten Beein-trächtigung? Steigert die Abnahme der schmerzbedingten Beeinträchti-gung die Selbstwirksamkeit?
Stichprobe	1065 Patienten, Durchschnittsal-ter ca. 65 Jahre, 60% weiblich, Reha begann im Durchschnitt ca. 22 Tage nach der OP und dau-erte im Durchschnitt knapp 23 Tage.	316 Patienten, Durchschnittsal-ter ca. 48 Jahre, 85,1% weiblich, Reha dauerte im Durchschnitt ca. 38 Tage.
Materialien/Test	Fragebögen um folgende Werte ziemlich genau zu erfassen: - Alter, Geschlecht, Schmerzen, eingeschränkte Funktionen (vor und nach der Reha) - Ergebnis- und Selbstwirksam-keitserwartungen - Arztangaben zum körperlichen Gesundheitszustand	Fragebögen, die zu Beginn und Entlassen von den Patienten be-antwortet wurden um folgende Werte zu ermitteln: - Selbstwirksamkeit - Interaktion/Ängste - körperliches, sowie psychi-sches Wohlbefinden
Untersuchungsdesign	Längsschnittstudie	Feldstudie

	Dohnke et al. (2006)	Schneider & Rief (2007)
Hauptergebnisse	Wenn die Ergebniserwartung positiver, und die Selbstwirksamkeitserwartung zu Beginn der Reha höher war, dann wurden auch bessere Reha-Ergebnisse am Ende erzielt. Zudem wurde durch die hohe Selbstwirksamkeitserwartung zusätzlich die positive Auswirkung der Ergebniserwartung verstärkt.	- verbesserte Schmerzbewältigungsstrategien - Abnahme der schmerzbedingten Beeinträchtigungen - Verringerung der psychischen Beeinträchtigungen -

Zu sehen ist, dass sich beide Studien deutlich mit dem allgemeinen Thema der Selbstwirksamkeitserwartung befassen, wobei sich Dohnke et al. mehr damit befassen, wie sich die Selbstwirksamkeitserwartung am Ende auf die Ergebnisse der Reha-Behandlung auswirken und wie die Behandlungen ausfallen, wo hingegen Schneider & Rief sich eher damit befassen, wie sich die Therapieerfolge auf die Selbstwirksamkeitserwartung auswirken. Zudem fällt der Umfang der Stichprobe deutlich auf, da bei Dohnke et al. über 1000 Personen befragt wurden und bei Schneider & Rief dagegen nur 316 Personen. Auffällig ist auch, dass bei beiden Studien Fragebögen zur Erfassung der Werte verwendet wurden, um so viele Werte wie möglich so genau wie nur möglich zu erfassen und am Ende sehr genaue Ergebnisse erzielen zu können. Wenn man auf die Ergebnisse schaut, sieht man, dass beide Studien einen Einfluss auf das psychische Wohlbefinden beschreiben. Schneider & Rief erfassen zudem eher noch Daten zur Schmerzverarbeitung

2 Chronische Erkrankungen

2.1 Definition

Da chronische Krankheiten sehr langwierig verlaufen und zudem nicht oder nur sehr schwer heilbar sind (WHO), bilden sie eine extreme Herausforderung für unser Gesundheitssystem und resultieren oft in weiteren Krankheitsbildern, wie z.B. psychischen oder sozialen Problemen (Raspe.H. ,2010). Die Ursachen von chronischen Krankheiten sind oftmals nicht ermittelbar, können jedoch durch endogene (genetische) oder exogene (umweltliche) Faktoren auftreten, sowie durch den individuellen Lebensstil bedingt sein (Schaeffer D., 2006).

2.2 Statistiken

Die folgende Abbildung zeigt kurz die am häufigsten auftretenden chronischen Erkrankungen in Deutschland:

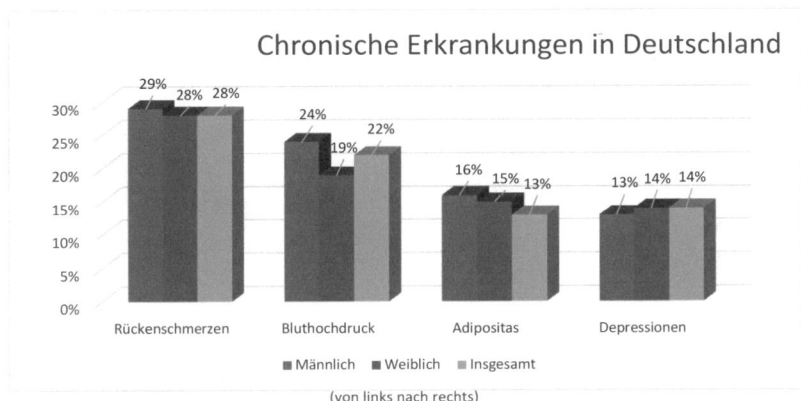

Abbildung 2:Umfrage zu dauerhaften Erkrankungen in Deutschland nach Geschlecht 2017 (Statista, Februar 2017)

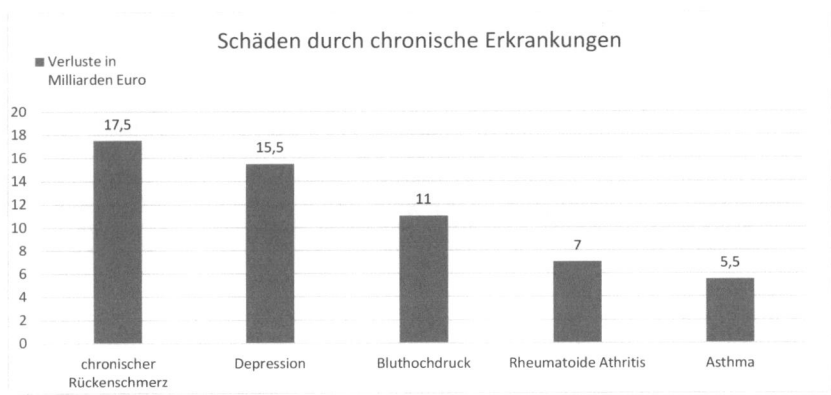

Abbildung 3: Volkswirtschaftliche Schäden aufgrund chronischer Erkrankungen von Arbeitnehmern nach Krankheiten im Jahr 2010 (Booz & Company, 2012) (verändert)

Anhand der obigen Tabelle wird deutlich, wie groß die Verluste in der Gesellschaft durch chronische Erkrankungen eigentlich sind.

Ein Faktor für die zunehmende Häufigkeit der chronischen Erkrankungen ist zum einen der demografische Wandel, da sich durch das höhere Alter auch die Krankheitswahrscheinlichkeit erhöht. Dies verdeutlicht die nachfolgende Statistik noch einmal etwas genauer:

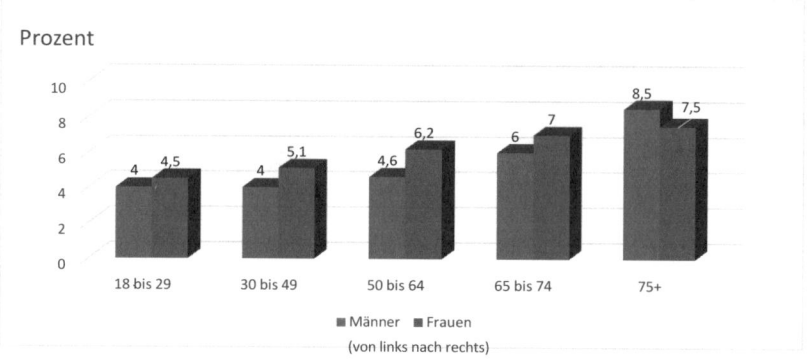

Abbildung 4:Wie viele Männer und Frauen hatten in den letzten 12 Monaten ein ärztlich diagnostiziertes Asthma? (Robert Koch-Institut, 2016) (modifiziert)

2.3   Chronischer Schmerz

2.3.1   Was ist chronischer Schmerz? (Definition)

Chronische Schmerzen sind nicht als nosologische Entität zu verstehen und man kann sie nicht direkt von akuten Schmerzen abgrenzen, jedoch können ihnen Funktionsstörungen in neuronalen Strukturen zugrunde liegen (Lawin, Gralow). Chronische Schmerzen sind auf der einen Seite mit hohen Kosten für das Gesundheitssystem und einer extremen Beeinträchtigung der eigenen Lebensqualität auf der anderen Seite verbunden (Nickel & Raspe, 2001).

2.3.2   Unterschied akuter und chronischer Schmerz

Im Folgenden zeige ich die wichtigsten Unterschiede von akutem und chronischem Schmerz anhand einer Tabelle auf:

Tabelle 3: Unterschied zwischen akutem und chronischem Schmerz

Akuter Schmerz	Chronischer Schmerz
- Zeitlich begrenzt	Längerer Zeitraum
➔ Geringer Zeitraum	➔ Meist länger als 3-6 Monate
Kausalzusammenhang mit auslösendem Reiz	Keine Gewebsschädigung oder auslösender Reiz
Vergeht mit Schwinden der Schädigung	Häufig erfolglose Behandlungsversuche

2.4 Chronische Rückenschmerzen

Ich gehe in meinem folgenden Text verstärkt auf die chronischen Rückenschmerzen ein, da diese die am häufigsten auftretenden chronischen Schmerzen in Deutschland sind. Chronische Rückenschmerzen schränken den Betroffenen extrem in der eigenen Lebensqualität ein und haben oft psychische und soziale Probleme zur Folge und Verursachen wie auf Seite 7 verdeutlicht enorme Verluste in der Volkswirtschaft.

2.5 Aktuelle Daten/Zahlen

Wie in der folgenden Abbildung gezeigt, ist es deutlich, dass vorallem mit dem steigenden Alter auch die Rückenschmerzen steigen und schlimmer werden, was vorallem damit zusammenhängt, dass ältere Leute eher weniger Sport treiben als junge Menschen. Zudem ist chronischer Rückenschmerz oftmals durch die Arbeit veranlasst, das heißt, dass Leute die schon 20, 30 oder 40 Jahre gearbeitet haben eher anfällig für Rückenbeschwerden sind, als Leute die grade ins Arbeitsleben eintauchen.

Die Folgende Abbildung verdeutlicht die Statistik der Rückenschmerzen in der deutschen Bevölkerung für mindestens. drei Monate und fast täglich.

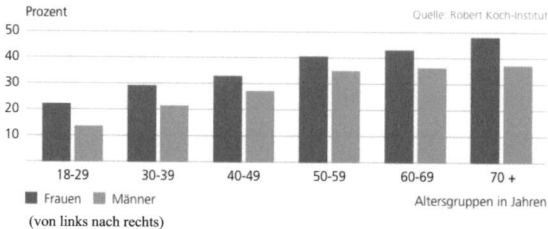

Abbildung 5: Rückenschmerzen in der deutschen Bevölkerung (Robert Koch-Institut)

2.6 Entstehung/Risikofaktoren

Genaue Ursachen für chronische Erkrankungen sind oft nicht direkt festzustellen, es wird aber davon ausgegangen, dass z.B. ein niedriger Bildungsstand und körperliche Inaktivität ein Risiko darstellen (Basler H.-D., 1990). Außerdem konnte in Untersuchungen bei Rückenpatienten eine muskuläre Insuffizienz nachgewiesen werden, welche zur Belastung der passiven Teile der Wirbelsäule führt, was den Schmerz auslöst (Hildebrandt J., 2003)

2.7 Prävention -und Interventionsprogramme

Da die Behandlungsversuche von chronischen Krankheiten oft erfolglos bleiben, wird sich eher auf die Prävention konzentriert. Es wird also versucht durch eine Feststellung von Risikofaktoren und einer Frühbehandlung diese chronischen Erkrankungen vorzubeugen (Basler H.D., 1995). Da durch diese chronischen Erkrankungen oftmals auch psychische Probleme auftreten können, wird sich in einigen Fällen auch um psychotherapeutische Maßnahmen gekümmert (Hildebrandt J., 2003).

2.8 Konsequenzen für gesundheitliche Beratung

Chronische Erkrankungen sind oft die Folge von lebensstilbedingten Risikofaktoren, deshalb muss in der Beratung genauestens darauf geachtet werden, dass man jedes Detail, betreffend des Lebensstils des Patienten mit einbezieht. Sollten die Beschwerden allerdings schon bestehen, sollten dem Patienten keine falschen Hoffnungen oder Versprechungen gemacht werden. Außerdem darf man bei der persönlichen Beratung den psychologischen Aspekt nicht außer Acht lassen um die bestmögliche Heilung gewährleisten zu können.

3 Beratungsgespräch

3.1 Einordnung in ein Modell des Gesundheitsverhaltens

Im Folgenden ordne ich Herrn Fischer in das Transtheoretische Modell ein. Dabei erkläre ich kurz was da Modell ist und ordne den Patienten anschließend ein. Das Modell besteht aus fünf Stufen. Absichtslosigkeit, Absichtsbildung, Vorbereitung, Handlung und Aufrechterhaltung. Wie im Fallbeispiel angegeben würde Herr Fischer seine Beschwerden gerne lindern oder sogar ganz los werden. In der Phase der Absichtslosigkeit gibt es noch keinen Anschein, dass der Patient sich überhaupt mit seinen Beschwerden auseinandersetzt, was zeigt, dass Her Fischer sind nicht mehr in dieser Phase befindet, weil er schon eine genaue Vorstellung hat, was er erreichen möchte. Bei der Absichtsbildung, sieht der Patient bereits ein, dass er was tun muss, ist aber noch nicht wirklich überzeugt davon. Ich würde Herrn Fischer in Phase 3, der Vorbereitung, einordnen, weil er sich überwunden hat, einen Termin für ein Beratungsgespräch gemacht hat und sich somit auf Stufe 4 (die Handlung) vorbereitet.

3.2 Zu beachtende Aspekte bezüglich der Rolle des Beraters

Im Vorfeld des Gesprächs sollte sich genauestens mit Herrn Fischer befasst werden, damit man ihm mit Interesse gegenübertreten kann und nicht alles erneut hinterfragen muss. Zudem wirkt man interessierter und macht einen positiveren Eindruck auf den Kunden. Ein weiterer wichtiger Punkt ist, dass der Berater weniger reden sollte als Herr Fischer, weil der Kunde gerne von sich selber redet, und man interessierter wirkt, wenn man viel

zuhören kann. Es ist außerdem wichtig, den Kunden zu ermutigen, indem man ihm z.B.
sagt wie toll es ist was er bereits geschafft hat.

3.3 Gesprächsablauf

Zur vereinfachten Darstellung wird im Gesprächsverlauf Herr Fischer mit „F" und der
Berater mit „B" abgekürzt.

B: „Herzlich Willkommen und Guten Tag Herr Fischer. Ich bin Norman Heim und freue
mich Sie heute hier zu einem Beratungsgespräch begrüßen zu dürfen." (Positives Ver-
hältnis aufbauen und dem Kunden freundlich gegenübertreten)

F: „Hallo, freut mich ebenfalls."

B: „Also, Herr Fischer, ich habe ja bereits im Vorfeld schon einiges über Sie erfahren
dürfen. Sie sind 1,81m groß, 58 Jahre alt und wiegen 76 Kilogramm. Zudem arbeiten Sie
als Beamter beim Jugendamt. Stimmt das so?" (sich selbst interessiert zeigen, zeigen dass
man sich mit dem Kunden befasst hat)

F: „Das ist soweit korrekt. Ich bin allerdings hier, da ich seit etwa einem Jahr unter starken
Rückenschmerzen leide."

B: „Während Ihrer Arbeitszeit als Beamter im Jugendamt, sind sie dort aktiv? Also laufen
Sie viel oder sitzen Sie eher am Schreibtisch?"

F: „Also zwischendurch muss ich Akten holen aber den Rest der Zeit sitze ich eigentlich
am Schreibtisch. Wenn ich dann abends nach Hause komme bin ich natürlich auch geschafft von der Arbeit und lege mich meistens direkt ins Bett oder aufs Sofa."

B: „Waren Sie denn schon mal sportlich aktiv?"

F: „Ja sehr sogar eigentlich. Ich habe bis vor etwa fünf Jahren 2-3mal die Woche Fußball
gespielt. Da hatte ich auch noch nicht solche Rückenbeschwerden wie jetzt."

B: „Das bekommen wir definitiv wieder hin, Herr Fischer. Da Sie schon einiges an sport-
licher Erfahrung gesammelt haben, sollte das kein Problem sein. Darf ich Sie mal nach
Ihrem Tagesablauf fragen?"

F: „Als ich stehe auf und frühstücke. Dann gehe ich zur Arbeit und arbeite fast den ganzen
Tag. Wenn ich dann nach Hause komme, mache ich mir etwas zu essen, gehe einkaufen
und lege mich dann ins Bett oder aufs Sofa und schaue fern, bis ich einschlafe. Und das
jeden Tag."

B: „Wenn Sie an diesem Tagesablauf genauso festhalten, was denken Sie wo Sie in 5-10 Jahren stehen werden?"

F: „Ich denke in 5-10 Jahren werde ich mich vor lauter Schmerzen kaum noch bewegen können und ich werde auch meine Familie also meine Kinder und Enkelkinder vernachlässigen."

B: „Was wären denn Ihre Ziele, wenn Sie schmerzfrei wären? Was würden Sie gerne wieder machen?"

F: „Ich würde gerne mal wieder mit meinen Enkelkindern auf den Spielplatz oder ins Freibad gehen können ohne dabei durchgehend Schmerzen zu haben. Ich wäre auch bereit alles dafür zu geben nur um wieder etwas mit meinen Enkelkindern zu unternehmen."

B: „Sie bedeuten Ihnen scheinbar ziemlich viel. Was hindert Sie daran etwas anders zu machen?"

F: „Durch die lange Arbeit jeden Tag fehlt mir oft die Zeit Sport zu treiben. Außerdem fehlt mir nach stundenlanger Arbeit die Motivation mich aufzuraffen und noch zum Sport zu gehen."

B: „Was denken Sie wie Sie diese Probleme beseitigen können? Und gibt es jemanden der Sie bei Ihrem Vorhaben unterstützt? Freunde oder Familienmitglieder zum Beispiel?"

F: „Ja da gibt es meine Frau, sowie meine Enkelkinder und meinen besten Freund. Alle sind daran interessiert mich wieder ohne Schmerzen zu sehen. Und ich könnte zum Beispiel direkt nach der Arbeit zum Sport, sodass ich gar nicht in die Versuchung komme mich ins Bett zu legen. Ich könnte auch mal zu Fuß oder mit dem Fahrrad zur Arbeit fahren anstatt mit dem Auto, da es ja nicht so weit entfernt ist."

B: „Haben Sie denn schon eine genaue Idee, wie Sie gegen Ihre Schmerzen vorgehen möchten?"

F: „Nicht wirklich. Eine Idee wäre es wieder Fußball zu spielen aber ich denke anfangs sollte ich erstmal was tun um die Schmerzen etwas zu lindern bevor ich wieder auf den Platz kann. Haben Sie eine Idee wie ich das schaffen kann?"

B: „Also Sie hatten schon einige gute Ideen. Zum Beispiel mit dem Fahrrad zu Arbeit. Dadurch wird Ihr Alltag schon um einiges aktiver. Außerdem sollten wir über ein regelmäßiges Training in einem Fitnessstudio nachdenken, da die meisten Fälle von Rückenschmerzen auf eine schwache Rückenmuskulatur zurückzuführen sind. Außerdem muss Ihnen das alles auch Spaß machen, es nützt nämlich nichts, wenn Sie nach ca. 1-2 Wochen keine Motivation mehr haben und dann wieder aufhören."

F: „Ok das klingt erstmal sehr gut. Ich denke zeitlich sollte ich es einrichten können 2-3 mal zum Training zu gehen und dann ein ganzes Rückenprogramm durchführen zu können."

B: „Kennen Sie denn ein Studio bei Ihnen in der Nähe?"

F: „Ja. Bei mir in der direkten Umgebung ist ein McFit Studio, was mir ein Arbeitskollege mal empfohlen hat. Es liegt ca. 5-10 Minuten mit dem Fahrrad entfernt, da könnte ich dann nach der Arbeit zweimal in der Woche und einmal am Wochenende hin."

B: „Das hört sich nach einer guten Idee an. Wie können Sie denn sicherstellen, dass Sie sich auch daran, halten, dass Sie diesen Plan einhalten?"

F: „Ich könnte mich dafür belohnen, wenn ich eine gute Woche habe und bestrafen wenns eine schlechte Woche war. Ich könnte mir selbst auch immer wieder kleine Ziele setzen, und wenn ich diese erreicht habe eine große Belohnung machen."

B: „Das klingt sehr gut. Gibt es denn zuhause auch eine Möglichkeit für Sie etwas aktiver zu sein und sich sportlich zu betätigen?"

F: „Ich könnte immer vor dem Schlafen gehen noch ein paar Dehnübungen machen um meine Muskeln nochmal zu lockern oder abends eine kleine Runde spazieren gehen."

B: „Super Idee. Haben Sie sich schon überlegt, wann Sie mit dem Programm starten möchten?"

F: „Ich werde später wenn ich zuhause bin direkt telefonisch einen Termin im Fitnessstudio für morgen ausmachen, damit ich direkt morgen starten kann."

B: „Das klingt super. Ich würde sagen dann war es das fürs erste und wir machen einen neuen Termin in ca. 2 Wochen aus damit wir Ihre Ziele begutachten können."

F: „Sehr gut. Vielen Dank und bis in 2 Wochen."

4   Literaturverzeichnis

Barysch, N. (2015): Selbstwirksamkeit: Springer, zuletzt geprüft am 11.03.2020.

Basler, H.-D. (1990): Prävention chronischer Rückenschmerzen. Online verfügbar unter https://link.springer.com/article/10.1007%2FBF02527823, zuletzt geprüft am 11.03.2020.

Basler, H.-D. (1995): Interdisziplinäre Kooperation in der Prävention und Therapie des Rückenschmerzes. Online verfügbar unter https://link.springer.com/article/10.1007/BF02528541, zuletzt geprüft am 11.03.2020.

Booz & Company (2010):). Volkswirtschaftliche Schäden aufgrund chronischer Erkrankungen von Arbeitnehmern nach Krankheiten im Jahr 2010. Online verfügbar unter https://de.statista.com/statistik/daten/studie/236799/umfrage/volkswirtschaftliche-schaeden-durch-chronische-erkrankungen-von-arbeitnehmern/, zuletzt geprüft am 11.03.2020.

Effertz, T. et. al. (2015): Wirkungsvolle Prävention chronischer Krankheiten. Online verfügbar unter : https://link.springer.com/article/10.1007/s11553-014-0483-9, zuletzt geprüft am 11.03.2020.

Hildebrandt, J. (2003): Die Muskulatur als Ursache für Rückenschmerzen. Der Schmerz. S. 412-418. Online verfügbar unter https://link.springer.com/article/10.1007/s00482-003-0251-9, zuletzt geprüft am 11.03.2020.

Raspe, H. (2010): Chronische Erkrankungen Definition und Verständnis. Online verfügbar unter : https://link.springer.com/article/10.1007/s00103-010-1180-2, zuletzt geprüft am 11.03.2020.

Robert-Koch-Institut (2016): Studie GEDA 2009. Erhebung 2008-2009. Online verfügbar unter https://www.rki.de/DE/Content/Gesundheitsmonitoring/Themen/Chronische_Erkrankungen/lungenerkrankungen/lungenerkrankungen_tab.html, zuletzt geprüft am 11.03.2020.

Schaeffer, D. (2006): Bewältigung chronischer Erkrankung. Konsequenzen für die Versorgungsgestaltung und die Pflege. In: *Zeitschrift für Gerontologie und Geriatrie*. Online verfügbar unter https://link.springer.com/article/10.1007/s00391-006-0383-5, zuletzt geprüft am 11.03.2020.

Statitsta (2020): Umfrage zu dauerhaften Erkrankungen in Deutschland nach Geschlecht 2017. Online verfügbar unter https://de.statista.com/statistik/daten/studie/698046/umfrage/umfrage-zu-dauerhaften-erkrankungen-in-deutschland-nach-geschlecht/, zuletzt geprüft am 11.03.2020.

5 Abbildungs- und Tabellenverzeichnis

5.1 Abbildungsverzeichnis

5.2 Tabellenverzeichnis